Frei von Rückenschmerzen

durch heilsames EE-Klopfen und ELI-Streicheln

Schmerzlinderung und Selbstheilung

Elisabeth Eberhard

Frei von Rückenschmerzen
durch heilsames EE-Klopfen oder ELI-Streicheln

Schmerzlinderung und Selbstheilung

© Elisabeth Eberhard

3. Auflage November 2011

ISBN 978-3-8423-6163-8

Herstellung und Verlag:
Books on Demand GmbH, Norderstedt

Alle Rechte liegen bei der Autorin

Haftungsausschluss

Inhaltsverzeichnis

Vorwort

Es gibt vielfältige Formen zur Behandlung von Rückenschmerzen. Die meisten Menschen sind noch sehr „obrigkeitsgehorchend" erzogen worden. Sie machen sich daher selten auf die eigene Suche nach alternativen Behandlungsmöglichkeiten, sondern wählen zur Behebung ihrer Rückenschmerzen die Einnahme von Schmerzmitteln oder lassen sich von ihrem Arzt spritzen und im schlimmsten Falle sogar operieren.

Sie bedenken dabei nicht, dass Schmerzmittel oder Spritzen nur eine Symptombehandlung darstellen und das natürliche Warnsignal ausschalten. Dies könnte eine schädliche Wirkung auf den Patienten haben, da er wegen der damit einhergehenden Unterdrückung der Schmerzen seine Belastungsgrenze nicht mehr richtig einschätzen kann und seine Bandscheiben und Wirbelsäule über Gebühr belastet.

Es kommt nicht selten vor, dass Menschen, die sich an der Bandscheibe operieren haben lassen, nach der Operation nicht beschwerdefrei sind und unter ihrer eingeschränkten Lebensqualität leiden. Vermutlich kennen Sie auch Menschen, die sich operieren ließen und über Schmerzen, insbesondere bei Wetterumschwung klagen.

Dieses Taschenbuch ist für Menschen geschrieben, die mit energetischen Verfahren auf natürliche und relativ schnelle Art ihre Rückenschmerzen lindern und durch entsprechende Selbstbehandlung und Lebensweise dauerhaft frei von Rückenschmerzen sein wollen. In diesem Büchlein erfahren Sie, wie Sie mit den ungewöhnlichen, energetischen heilsamen EE-

Klopf- oder ELI-Streichel-Selbstbehandlungsverfahren Ihre Rückenschmerzen lindern bzw. loslassen können.

Vermutlich sind Sie offen für ungewöhnliche Behandlungswege, sonst hätten Sie dieses Büchlein nicht in Ihren Händen. Ich danke Ihnen für Ihr Vertrauen, Ihre Offenheit und Bereitschaft alternative Selbstbehandlungswege zu beschreiten und dazulernen zu wollen.

> Mit EE-Klopfen oder ELI-Streicheln können Sie in ca. 3 Minuten ruhiger, gelassener und entspannter werden und in Minutenschnelle eine Schmerzlinderung wahrnehmen.

Rückenschmerzen sind ein ernst zu nehmendes Problem

Das Problem chronischer Kreuzschmerzen existiert nicht in Entwicklungsländern! Hingegen werden immer mehr Menschen besonders in hochentwickelten Industrieländern von Rückenschmerzen geplagt.

Inzwischen leiden bereits 30- bis 40jährige an Rückenschmerzen. Rückenschmerzbedingte Kosten nahmen erst im 20. Jahrhundert dramatisch zu und entwickeln sich seither in Industriestaaten zur teuren Erkrankung. Dies belegen Statistiken über rückenschmerzbedingte Arbeitsausfälle bzw. über stationäre Krankenhausaufenthalte wegen Rückenerkrankungen.

Ursachen von Rückenschmerzen

Es gibt vielfältige Ursachen zur Entstehung von Rückenschmerzen. Laut Aussagen von Fachleuten gibt es mehr als fünfhundert Auslöser, wobei diese eine Kombination äusserer und innerer Faktoren darstellen. Aufgrund meiner persönlichen Erfahrungen aus Gesprächen mit Leidgeprüften und weiteren diversen Recherchenarbeiten gewann ich folgende Erkenntnisse.

Rückenschmerzen werden häufig verursacht durch emotionale Belastungen wie beispielsweise Schocksituationen (z.b. Autounfall) oder belastende Lebenssituationen im Alltag, Beruf und in der Partnerschaft (z.b. Ärger, Wut, Entlassung, Existenzängste, Trennung, Scheidung, Tod eines Nahestehenden).

Auffallend ist, dass in hochentwickelten Industrieländern sehr viele Menschen unter starken Rückenschmerzen leiden. Woran könnte dies wohl liegen? Zum einen an der fehlenden Bewegung doch zum anderen sicherlich auch am Druck, an der verstärkten Kontrolle der auf die verbleibenden Arbeitstätigen ausgeübt wird. Diese werden über Gebühr auf Kosten ihrer Gesundheit belastet. Gesetzlich nicht erlaubte Überstunden werden abverlangt. Das schwindende Nettogehalt durch die zunehmenden Sozialabgaben für die Nicht-Steuerzahler führen zu finanziellem Druck beim Arbeitnehmer sowie beim Arbeitgeber. Kündigungen sind an der Tagesordnung.

Der sichere Arbeitsplatz ist nicht mehr gewährleistet. Der Mensch befürchtet das Schlimmste, bekommt Existenz- und Versorgungsängste und viele andere Sorgen. Die finanzielle Angst greift um sich, die „Angst sitzt einem im Nacken". Manche tragen zu viel „Last auf ihren Schultern". Manche haben das „Kreuz mit dem Kreuz".

Angst, der „Liebes- und Gesundheitskiller", macht sich breit. Durch zunehmende Angst um den Arbeitsplatz verschlechtert sich auch das zwischenmenschliche Klima. Der Umgang untereinander wird liebloser.

Dauerängste sind ein Dauerstress für Körper, Geist und Seele. Ein permanenter Stress spannt die Muskeln an. Der Nacken, die Schulter bzw. die Rückenmuskulatur ziehen sich zusammen. Man verhärtet sich, wird unbeweglicher und allmählich steifer und steifer.

Vor einigen Jahren fühlte ich mich wie ein Hamster im Hamsterrad, funktionierte „brav", verhielt mich dienstbeflissen und kam nicht zum Nachdenken über die wesentlichen Dinge des Lebens. Ich fühlte mich von der Obrigkeit kontrolliert, ständig unter Druck gesetzt und bevormundet. Auch war ich besorgt um meine Absicherung, um meinen Arbeitsplatz. Ich hatte Angst den beruflichen Anforderungen nicht zu genügen, hatte Existenz- und Versorgungsängste sowie Angst vor Altersarmut und viele andere Ängste (z.B. Angst vor sozialer Ausgrenzung im Betrieb).

Im Anfangsstadium meines Leidensprozesses litt ich während der Woche häufig unter starken Kopfschmerzen und am Wochenende waren dann Migräneanfälle keine Seltenheit. Irgendwann kamen dann auch noch Rückenschmerzen hinzu. Nach den Rückenschmerzen kamen noch weitere stressbedingte Krankheiten dazu inklusive lebensbedrohlichem Bluthochdruck.

Alles was ich in diesem Kapitel schreibe, beruht grösstenteils auf eigenen Erfahrungen und auf den Beschreibungen von Mit-Leidensgenossen. Wir stellten fest, dass folgende Arbeitsbedingungen krank machen und unter anderem zu Rückenschmerzen führen können. Vielleicht finden Sie die eine oder andere Ursache, die auf Sie zutrifft oder auch noch weitere.

- Ängste unterschiedlicher Art wie z.B. Überlebensängste oder Angst, den Arbeitsplatz zu verlieren u.a.
- Angst den Anforderungen nicht mehr zu genügen
- Angst unter der Last der Verpflichtungen zusammenzubrechen
- Überwiegend sitzende oder stehende Arbeit
- Ungesunde Haltung am Computerarbeitsplatz
- Einseitige bzw. sinnlose Tätigkeiten auszuführen
- Permanent Überstunden leisten zu müssen
- Befehle ausführen zu müssen
- In einem negativen Umfeld arbeiten müssen
- Vorgeschriebene unsinnige Verhaltensweisen strikt einhalten zu müssen
- Rückgrat „verbiegen" zu müssen (symbolisch)
- Den eigenen Willen und das eigene Gewissen unterordnen zu müssen
- Liebloser Umgang seitens des Vorgesetzten oder der Mitarbeiter untereinander
- Unter permanenten Druck arbeiten zu müssen
- Sitzen auf unergonomischen Arbeitsstühlen
- keine geregelten Pausenzeiten
- Aufenthalt in klimatisierten Räumen
- in sauerstoffarmen Arbeitsräumen tätig sein
- Aufenthalt in kalten Gegenden
- längere Zug- und Autofahrten oder Flüge
- Dauerstress und Bluthochdruck

- täglich zu wenig kohlensäurefreies gesundes Mineralwasser trinken
- viel Alkohol, Kaffee/Schwarztee trinken
- Tricksereien und Mauscheleien im Betrieb
- Mobbing im Betrieb, Gefühl des Ausgegrenztwerdens
- verbale Verletzung durch den Chef
- Gefühl der Energielosigkeit
- zuhause für den Beruf Arbeiten erledigen müssen ...

Rückenschmerzen können eine Hilfe sein

Rückenschmerzen könnten dem Leidgeprüften eine Hilfe sein, um zu erkennen welch tiefere Bedeutung hinter den Rückenschmerzen liegen und was diese einem „mitteilen" können. Die folgenden Gedanken von Hans-Ulrich Schachtner könnten Ihre Selbstreflexion unterstützen.

Erkenntnisse von Hans-Ulrich Schachtner (Diplom-Psychologe, approbierter Psychotherapeut):

„Ganz generell kann man sagen, dass Schmerzen ein Warnsignal und immer ein Zeichen sind, dass die Zusammenarbeit zwischen Kopf (= Intellekt) und Bauch (= Wille) gestört ist. Und der Schmerz als Zeichen des Willens an den Intellekt gesendet wird:‚Hör mal, kümmere Dich mehr um bestimmte Bereiche'.

Während es sich beim Kopfschmerz häufig darum handelt, dass der Betroffene sich mehr um sich und weniger um die Bedürfnisse anderer kümmern soll, ist es beim Rückenschmerz wie bei allen Schmerzen, die lokalisiert auftreten, auch ein bestimmter Bereich, der angezeigt wird - sozusagen als Hilfestellung für den Intellekt - um herauszufinden in welchem Bereich eine

Veränderung nötig wäre. Also braucht man sich nur das schmerzende Organ zu betrachten und seine Funktion in allegorischer Weise analysieren.

Im Falle des Rückens sind das vor allem diejenigen Dinge oder Umstände, die mit einer Versteifung, Verhärtung zu tun haben, die auf allzu lange Verkrampfung und damit Verkürzung der betroffenen Muskeln hindeuten. Das beeinträchtigt verständlicherweise auch ihre Funktion.

*Es sind immer zwei Dinge zu beachten: **Was ist zu viel, was zu wenig?** Rückenschmerzen können also ein Zuviel an Straffung, Ordnung, Disziplin, Härte gegen sich selbst, Verkrampfung, Zusammenreissen, Pflichterfüllung usw. sein. All diese Dinge, die einem Menschen ein Korsett anlegen. Dieses Korsett hat er sich selbst angelegt, also mithilfe seiner Muskeln, die um die Wirbelsäule herum sind. Dadurch verschafft er sich eine unnatürliche Steifigkeit, um den Anforderungen, die er sich mal gestellt hat oder stellen hat lassen, gerecht zu werden.*

Aber es gibt auch den umgekehrten Fall: Dass der Schmerz andeuten soll, dass diese Funktion geschwächt ist - zu wenig beachtet wurde, dass jemand zu wenig Rückgrat gezeigt hat, zu wenig aufrecht gegangen ist, zu wenig seinen eigenen Stil, seine eigenen Werte, Orientierungen und Überzeugungen verteidigt hat.

Deshalb ist es immer nötig, jemanden mit einem kundigen Auge zu betrachten, um herauszufinden, was dieser Schmerz dem Menschen mitteilen möchte. Geht es hier um eine Überfunktion, um ein übertriebenes Praktizieren eines Prinzips oder um eine Fehlfunktion, zu einer schwachen Ausprägung einer Eigenschaft, die für das Gesundbleiben des Individuums eine wichtige Voraussetzung ist?

Klopf- und Streichel-Selbstbehandlungsablauf

1. Beschreiben Sie Ihren Schmerz in einem Satz.

Beispiel: Ich habe jetzt ziehende Schmerzen an meiner linken Schulter.

2. Schätzen Sie die Höhe Ihres Schmerzwertes ein.

Beispiel: „7".

3. Formulieren Sie Ihren Aussöhnungssatz.

Beispiel: *„Auch wenn ich ziehende Schmerzen an meiner linken Schulter habe, so akzeptiere ich mich vollkommen und ganz!"*

4. Wenden Sie die sehr einfache Kurzformweise an.

Beispiel: Sprechen Sie jeweils dreimal Ihren Aussöhnungssatz, wenn Sie sich berühren. Sie berühren Ihre rechte Brust mit Ihrer rechten Hand und zur gleichen Zeit Ihre linke Brust mit Ihrer linken Hand. Dann behandeln Sie ebenfalls zur gleichen Zeit Ihre rechte Stirn- und Ihre linke Stirnseite, dann Ihre Wange und zum Schluss wieder Ihre Brust.

5. Atmen Sie dreimal tief ein und aus.

Erfahrungsgemäss ist die tiefe Ein- und Ausatmung wirkungsvoller, wenn Sie Ihre Augen dabei schliessen.

6. Bewerten Sie erneut die Intensität Ihres Problems.

Beispiel: „3".

7. Behandeln Sie sich solange Sie wollen.

Machen Sie so viele Runden wie Sie möchten. Sie können jederzeit den Aussöhnungssatz verändern. Wichtig ist, dass der Satz und die Anzahl der Behandlungsrunden für Sie stimmig sind.

Sie können Ihre Klopf- oder Streichel-Selbstbehandlung wahlweise in der einfachen und kurzweiligen Form oder in der aufwändigeren Weise durchführen, zu der wir später kommen. Hilfesuchende, die in ihrem Alltag sich selbst heilen bzw. Dritte stellvertretend helfen möchten, bevorzugen die Kurzform.

Die Klopf- und Streichelbehandlungskurzform besteht aus den folgenden Schritten:

1. Benennen Sie Ihre Rückenschmerzen
2. Bewerten Sie die Stärke Ihrer Schmerzen
3. Formulieren Sie Ihren Aussöhnungssatz
4. Beginnen Sie mit Ihrem Klopfen oder Streicheln an Ihrer Brust und sprechen Sie währenddessen dreimal Ihren Aussöhnungssatz
5. Klopfen oder streicheln Sie dann Ihre Stirn, Ihre Wangen und wieder Ihre Brust und sprechen Sie währenddessen ein- oder dreimal Ihren Aussöhnungssatz
6. Legen Sie Ihre Hände auf Ihre Oberschenkel (Handinnenfläche nach oben)
7. Schliessen Sie Ihre Augen
8. Geniessen Sie den Moment, danken Sie im Inneren Ihren Selbstheilungskräften und Ihrem Schöpfer
9. Atmen Sie mit geschlossenen Augen dreimal tief ein und aus
10. Kommen Sie langsam ins Hier und Jetzt
11. Öffnen Sie langsam Ihre Augen
12. Bewerten Sie Ihre jetzigen Rückenschmerzen
13. Sie können die Klopf- oder Streichelrunden so lange wiederholen bis Sie frei von emotionalen oder körperlichen Schmerzen sind

Nun einige Erläuterungen zu den einzelnen Schritten der sehr einfachen 3-Minuten-EE-Klopfweise und ELI-Streichelheilweise. Bevor Sie mit dem Klopfen oder Streicheln anfangen, bedarf es einer bestimmten Vorbereitung. Als erstes bezeichnen und bewerten Sie Ihren Schmerz. Dann formulieren Sie Ihren Aussöhnungssatz. Erst danach sprechen Sie diesen Satz dreimal (oder einmal) und währenddessen beklopfen oder streicheln Sie sich.

1. Schritt: Schmerzbezeichnung

Anfänger sind häufig deshalb weniger erfolgreich, weil sie zu allgemein bleiben und die Schmerzstelle nicht genau angeben. Es ist wichtig, dass Sie Ihren Schmerz so exakt wie möglich bezeichnen und die Stelle, an welcher der Schmerz sitzt, mit eigenen Worten so genau wie möglich benennen. Sie sind dann besser konzentriert, d.h. fokussiert auf das Thema und sind gedanklich nicht abgelenkt.

Sie können kreativ sein und Ihren Schmerz so beschreiben, als würden Sie ein Bild beschreiben. Sie können angeben, wo sich der körperliche Schmerz genau zeigt, welche Qualität oder welche Farbe der Schmerz hat (*z.B. „...ziehender Schmerz an meiner rechten Schulter", „pochender Schmerz...", „... mir sitzt der Schrecken im Nacken", „... der stechende Schmerz im unteren Rückenbereich brennt wie Feuer", „... Schmerz wie ein roter Feuerball"*).

Je konkreter Sie das körperliche Problem benennen können, desto besser. Sie konzentrieren sich dadurch intensiver auf Ihr Behandlungsthema. Durch Ihre Fokussierung schaffen Sie die Voraussetzung für gezielte Heil-Energiezuführung.

2. Schritt: Schmerzeinschätzung

Sie schätzen die Höhe Ihrer Rückenschmerzen zwischen „0" und „10" ein. Der Wert „0" besagt, dass Sie keinerlei Schmerzen haben und der Wert „10", dass Sie den Schmerz gar nicht mehr aushalten können. Ein ungefähres Einschätzen reicht vollkommen aus. Es gibt keine richtige oder falsche Einschätzung. Ihr erster Gedanke hilft Ihnen den Schmerz spontan einschätzen zu können.

Manche Menschen, die z.b. unter Schmerzen am ganzen Körper leiden (= Fibromyalgie) geben Ihren Schmerz auch manchmal mit „1000" an.

Schmerzwert „0" = kein Schmerz

Schmerzwert „10" = Schmerz ist nicht auszuhalten

3. Schritt: Aussöhnungssatz

Die Formulierung und das laute Aussprechen des Aussöhnungssatzes sind empfehlenswert. Dies gilt insbesondere für Anfänger, damit sie sich besser konzentrieren und einlassen können. Ein Anfänger ist erfahrungsgemäss in seiner Selbstbehandlung erfolgreicher, wenn er den Aussöhnungssatz mit Freude laut ausspricht.

In der Regel wird im ersten Teil des Satzes das Problem ausgedrückt und im 2. Teil dessen Akzeptanz. *Auch wenn ich (Problem/Schmerz) habe, so liebe ich mich so wie ich bin"* oder *„Auch wenn ich (Problem/Schmerz) habe, so akzeptiere ich mich vollkommen und ganz"* oder *„Auch wenn ich (Problem/Schmerz) habe, so nehme ich den momentanen Zustand so an, wie er eben ist".* Experimentieren Sie einfach mit den Formulierungen und wählen Sie die, die sich für Sie stimmig anfühlen.

Hilfesuchende, die schon viele Jahre Meditationserfahrungen haben, wollen erfahrungsgemäss während ihres Selbstheilungsprozesses nicht laut sprechen. Sie können sich in Kürze fokussieren und haben wortlos erstaunliche Heilungserfolge.

4. Schritt: Einfache 3-Minuten-EE- und ELI-Behandlungsweise

Nun geht's weiter mit dem Selbstbehandlungsschritten wie auf Seite 16 (5-13) bereits dargestellt.

5. Klopfen oder streicheln Sie Ihre Brust und sprechen Sie währenddessen Ihren Aussöhnungssatz dreimal
6. Klopfen oder streicheln Sie dann Ihre Stirn, Wangen und wieder Ihre Brust und sprechen Sie den Aussöhnungssatz einmal oder dreimal
7. Legen Sie Ihre Hände auf Ihre Oberschenkel (Handinnenfläche nach oben)
8. Schliessen Sie Ihre Augen
9. Geniessen Sie den Moment, danken Sie im Stillen Ihren Selbstheilungskräften, Ihren Schöpfern (Vorfahren) und Gott
10. Atmen Sie mit geschlossenen Augen bewußt dreimal tief ein und aus
11. Kommen Sie langsam ins Hier und Jetzt
12. Öffnen Sie in Ihrem Tempo Ihre Augen
13. Bewerten Sie Ihre jetzigen Rückenschmerzen

Wenn Sie noch nicht schmerzfrei sind, dann können Sie sich so lange behandeln bis Sie Ihren gewünschten Erfolg haben. Klopfen oder streicheln Sie wiederum wie bisher und sagen z.b.: *„Auch wenn ich meine Rückenschmerzen im Lendenbereich noch etwas spüre, so akzeptiere ich mich voll und ganz"* oder *„Auch wenn ich meine Nackenverspannung noch ein bisschen habe, so nehme ich dies so an, wie es jetzt momentan ist"* oder ...

Auf Seite 21 sehen Sie den einfachen und leicht durchführbaren EE-Klopf- und ELI-Selbstbehandlungsablauf. Vorab schon mal der Hinweis: Es ist keineswegs nötig sich exakt an Vorgaben zu halten. Eine bestimmte TECHNIK ist nicht wichtig. Ihre EINSTELLUNG ist entscheidend für Ihre erfolgreiche Selbstbehandlung.

Obrigkeitshörig erzogene Menschen können erfahrungsgemäss nicht glauben, dass eine wirksame Selbstbehandlung zum Beispiel weder von bestimmten Klopfpunkten noch von einer bestimmten Klopf-Technik abhängig ist. Diese Menschen wollen sogar erfahrungsgemäß genaue Vorgaben, genaue Anleitungen und vertrauen mehr den langwierigen und komplizierten Klopf-Prozeduren, z.B. der Langform-Technik. Das nutzten in der Vergangenheit manche „Teilzeit-Heiler" aus, indem sie besondere Wert auf die akribische Befolgung ihrer „Weiterentwicklungen" legen.

> Das Wesentliche für eine erfolgreiche Selbstbehandlung ist, dass Sie Ihre jetzige Schmerzsituation akzeptieren. Akzeptieren Sie was ist. Erst dann können Sie Rückenschmerzen lindern!

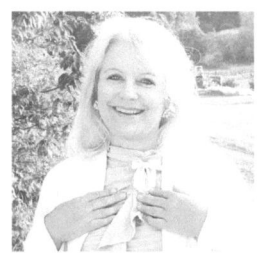

Brust:

Klopfen
oder
Streicheln

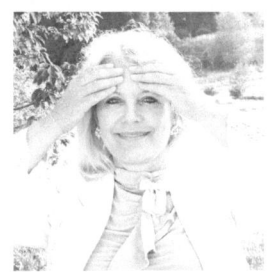

Stirn:

Klopfen
oder
Streicheln

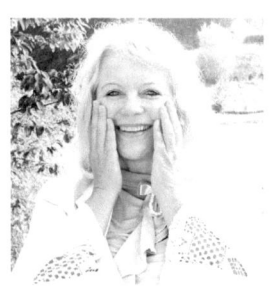

Wange:

Klopfen
oder
Streicheln

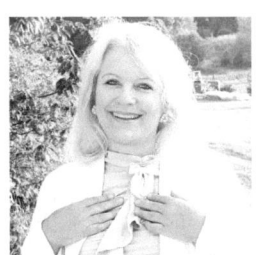

Brust:

Streicheln
oder
Klopfen

Die meisten Hilfesuchenden, die ich begleiten durfte, bevorzugen das beidseitige ELI-Streicheln. Das Wichtigste für eine erfolgreiche Selbstbehandlung ist, Ihre Freude am Experimentieren.

Auf Seite 23 sehen Sie weitere Klopfpunkte, die Sie selbst ausprobieren können. Vielleicht kennen Sie auch Chi Gong, dann ist Ihnen diese Art der Energetisierung durch Sich-Beklopfen schon vertraut. Sie können z.b. zuerst Ihre Handkante (statt der Brust) beklopfen, dann geht's weiter zum Anfang Ihrer Augenbrauen, dann seitlich Ihrer Augen, dann unter dem Auge, dann zwischen Nase und Mund, dann am Kinn, dann in der Nähe Ihres Schlüsselbeins, dann unter dem Arm und evtl. wenn Sie mögen auch unter Ihrer Brust. Sie können die Punkte 2-9 entweder mit einer Hand oder mit beiden stimulieren.

Sie können auch andere Körperstellen stimulieren (z.B. Handgelenk innen oder aussen, Nacken- und Ohrenbereich, Oberschenkel, Waden etc.). Manche Klopf-Kursleiter empfehlen an der obersten Stelle des Kopfes zu klopfen, was sich für mich nicht stimmig anfühlt. In Asien ist das Beklopfen des Kopfes aus gutem Grunde verpönt.

Auf Seite 24 erhalten Sie der Vollständigkeit halber auch einen Einblick in die komplizierte und erfahrungsgemäss für den Alltag wenig brauchbare Klopf-Langform-Technik.Der besseren Übersichtlichkeit wegen stellte Diplom-Psychologe Hans Ulrich Schachtner das folgende Schema für die Klopf-Langform-Technik zusammen.

Mit Freude fließt Ihre Inspiration besser und Sie lernen mit Leichtigkeit mehr dazu.

Weitere Klopfpunkte:
1. Handgelenk (wenn Sie an Ihrer Brust nicht beginnen)
2. Am Anfang der Augenbrau
3. Seitlich am Auge
4. Unter dem Auge
5. Zwischen Nase und Mund
6. Zwischen Mund und Kinn
7. Am Schlüsselbein
8. Unter der Achsel
9. Unter der Brust

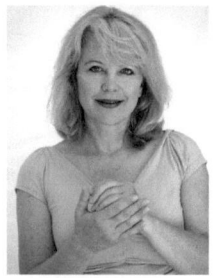 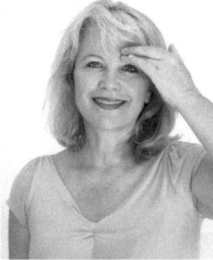 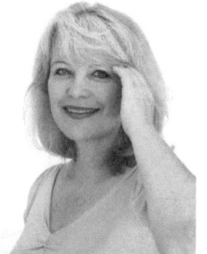

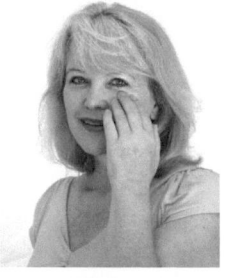 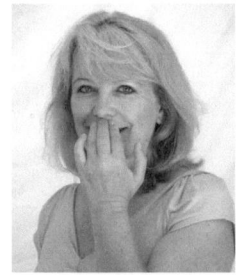 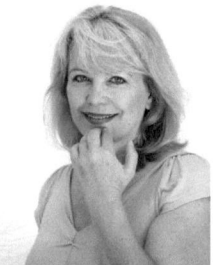

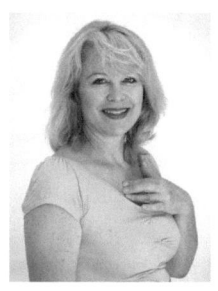 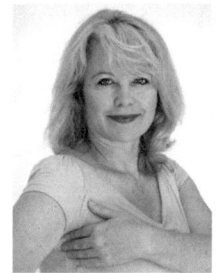 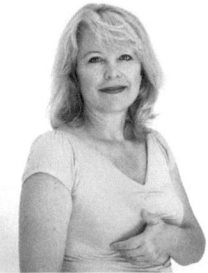

Die lange Sequenz auf einen Blick

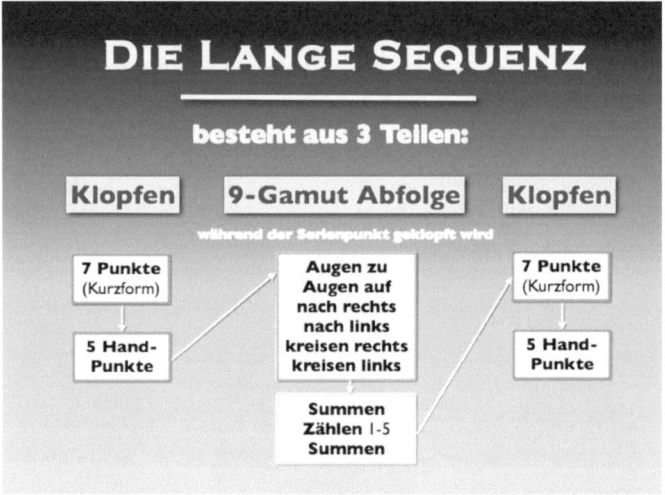

Ich verzichte hier auf die genaue Ablaufbeschreibung dieser Klopfsequenz, da diese für Ihre Selbstbehandlung unwichtig ist. Sie erhalten die detaillierte Beschreibung in meinem Klopf-Buch „Das Geheimnis von EFT und MET wird enthüllt!" (Frühjahr 2012).

Einige Hintergrundinformationen

In der Vergangenheit empfahlen Gary Craig und Autoren von Klopf-Büchern oder Klopf-Kursleiter - über viele Jahre hinweg - primär die komplizierte Klopf-Langform-Technik. Verschiedene Klopf-Vertreter behaupteten auch, dass es zu Beginn der Klopf-Behandlung wichtig sei, die so genannte Atemgleichgewichtsübung und/oder das Thymusklopfen voranzustellen. Diese Übungen wurden in die Klopfbehandlung mit einbezogen. Sie verkomplizierten und verlängerten jedoch dadurch unnötig die ursprünglich die Klopf-Technik.

Aus meiner Erfahrung will der Anwender einfache, leichte und schnell erlern- und anwendbare Selbstbehandlungserfahren. Die vorhin erwähnten zusätzlichen Übungen (z.B. Atemgleichgewichtsübung) sind aufgrund meiner tausendfachen Erfahrungen im internationalen Raum für eine Heilung überhaupt nicht notwendig. Meine Studien ergaben, dass Hilfesuchende oftmals überfordert sind mit komplizierten Klopf-Langform-Techniken oder dass ihnen diese einfach zu langweilig und zu zeitaufwändig sind. Hilfesuchende empfanden diese auch im Alltag als nicht praktikabel und praktizierten diese demzufolge auch nicht.

Erschwerend kommt hinzu, dass ab ca. 2003 viele unterschiedliche komplizierte Klopf-Techniken „erfunden" und beim Patentamt angemeldet wurden. Hier die so genannte „Spreu vom Weizen" trennen zu können fällt dem Hilfesuchenden erfahrungsgemäss nicht leicht. Manche Klopf-Kursleiter oder Autoren stellten darüber hinaus sinnlose Regeln auf und stellten sich dann als die Urheber einer neuen Klopf-Technik hin. Vor Jahren konnte man in Klopf-Büchern zum Beispiel lesen oder in Klopf-Kursen hören: „Klopfen Sie mindestens 7x und maximal 10x an einer Stelle. Bleiben Sie dabei bei Ihrem Gefühl". Wie soll das denn gelingen?

So manch geschäftstüchtiger Klopf-Vertreter vereinnahmte die Original-Klopf-Technik von Dr. Callahan namens „TFT" (= Thought Field Therapy, = Gedankenfeldtherapie) für sich, veränderte ein bisschen was, gab „seiner Schöpfung" einen neuen Namen, patentierte diesen und bezeichnete seine Technik als das Original und gab damit den Anschein, dass seine Technik das einzig Wahre sei. Beispiele aus der Praxis ist die so genannte EFT- oder auch die MET-Klopf-Technik und viele andere Wortschöpfungen!

Nebenbei erwähnt, scheuen geldorientierte Klopf-Vertreter sich auch nicht davor z.B. die seit den 80er Jahren verwendete Abkürzung „EFT" für eigene Marketingmaßnahmen auszunutzen. Streng genommen handelt es sich bei der Klopf-Technik „EFT" (Emotional Freedom Technique) um ein Plagiat. Die Klopftechnik ist von Dr. Callahan. Der Begriff „EFT" steht für „Emotional Fokussierte Therapie", eine seriöse hochwirksame und wissenschaftlich anerkannte Therapieform und ist seit den 80er Jahren vom kanadischen Professor in wissenschaftlichen Kreisen eingeführt.

Patentierungen und Abmahnungen im energetischen „Heiler"-, „Therapeuten"- und „Coaching"-Bereich „sichern" Geschäfte, doch führen nicht zur spirituellen Weiterentwicklung sondern zur Angstverbreitung und letzlich zu Trennungen.

Ist Klopfen oder Streicheln für mich besser?

An dieser Stelle kann ich Sie beruhigen: Für die Linderung Ihrer Rückenschmerzen ist weder die Klopf-Langform- oder Kurzform-Technik entscheidend! Auch spüren Sie bald schon intuitiv, ob das Klopfen oder das Streicheln für Sie richtig ist. Sie entscheiden was Ihnen gut tut und lassen sich kein „X" für ein „U" vormachen.

Hilfesuchende, die zum Beispiel als Kind geschlagen wurden oder durch andere Lebensumstände schwer traumatisiert sind, haben verständlicherweise eine Ablehnung gegenüber Klopfen. Diese Hilfesuchenden sind erfahrungsgemäss froh und dankbar, dass sie durch Sich-Selbst-Streicheln ihre Rückenschmerzen und die damit verbundenen emotionalen Belastungen auf sanfte und sehr liebevolle Art und Weise transformieren können. Für diese Menschen durfte ich Dank der Hilfesuchenden und Dank der Hilfe von „Oben" die spirituell orientierte Selbstbehandlungsweise namens „ELI" (sh. Anhang) entwickeln.

Zweifel verhindern Selbstheilung

Wenn Sie ab Seite 29 verschiedene Fälle aus der Praxis lesen, kann es sein, dass Sie Zweifel bekommen und nicht so recht glauben können, dass Sie mit ungewöhnlichen Behandlungsweisen Ihre Rückenschmerzen wesentlich lindern oder sich sogar davon befreien können. Zweifel ist der größte Gegner der Zuversicht, die Sie für Ihren Erfolg brauchen! Vermutlich werden Sie in Ihrem Leben selbst schon die Erfahrung gemacht haben, dass Sie nicht erfolgreich waren, wenn Sie mit Zweifel an eine Sache herangingen.

Das Geheimnis im „Wegzaubern" von Rückenschmerzen durch Klopfen oder Streicheln liegt primär darin, dass Sie den JETZT-Zustand akzeptieren, sich so annehmen wie Sie eben JETZT sind, sich und die Situation voll und ganz bejahen. Sie lehnen sich und Ihren momentanen Zustand eben nicht ab. Sie gehen nicht gegen den Schmerz und spannen dadurch eben keine Muskeln an. Sie können mit den sehr einfachen EE- oder ELI-Selbstbehandlungsverfahren in ca. 3 Minuten in einen entspannten und gelassenen Zustand gelangen. Durch Entspannung lassen bekanntermaßen die Schmerzen nach.

Haben Sie schon mal von „Aikido" gehört? Ich habe einmal in einem Aikido-Kurs eine tief gehende Erfahrung machen dürfen. Sie resultierte in folgender Erkenntnis: Man behält die eigene Energie und kann sie enorm steigern, wenn man die Aktion des Ge-

genübers nicht als Angriff auffasst, sondern als Teil von einem selbst, als etwas, das zu einem gehört. Erst dadurch erfolgt eine Auflösung des Problems.

Übertragen auf unser Problemthema „Rückenschmerzen" bedeutet dies: Wir gehen mental an die Stelle des Rückenschmerzes, nehmen diesen als Teil von uns an und bejahen uns voll und ganz. Dadurch können wir Schmerzen lindern oder sogar in bestimmten Fällen ganz auflösen. Wir könnten damit unsere Rückenschmerzen oder andere Schmerzen bearbeiten, wenn da nicht unsere Gedanken und einschränkenden Glaubenssätze wären, wie zum Beispiel „Das kann nicht sein!" oder „Das ist nicht möglich!" oder „So einfach kann das nicht gehen!".

Die meisten von uns wären höchstwahrscheinlich überfordert, wenn man ihnen sagen würde, dass Schmerzlinderung und Schmerzbefreiung durch Bejahung, durch Selbstakzeptanz und Selbstliebe, behandelbar sei. Schließlich glaubt man doch mehr an das Sichtbare und Greifbare als an das Unsichtbare. Dies wird vermutlich auch der Grund sein, dass viele schmerzgeplagte Menschen gegenüber der ärztlichen Behandlung durch Spritzen, Tabletten oder Rückenoperationen etc. offener sind.

Vielleicht kennen Sie aus Ihrer Vergangenheit folgende Situation: Im Zustand großer Verliebtheit stolpern Sie und stürzen zu Boden. Trotz sichtbarer Verletzungen und Hautabschürfungen verspüren Sie kaum oder gar keine Schmerzen. Warum ist das so? Ihre wechselseitige Verliebtheit läßt sie beide „schweben". Sie fühlen sich vollkommen akzeptiert und geliebt. Das Gleiche gilt für Ihren Partner. Sie be sich sozusagen in einem Liebesenergie-Feld.

Fälle aus der Praxis

Junge thailändische schwangere Frau im 7. Monat spürte nach nur ca. 10 Minuten keine Rückenschmerzen mehr

Über einen Zeitraum von ca. 10 Jahren hinweg sprach ich spontan Mitmenschen an, denen ich ansah, dass sie Schmerzen hatten. Ich sprach sie auf eine besondere Weise an und bot ihnen meine Hilfe an. So auch zum Beispiel eine thailändische schwangere Frau.

Diese Frau - namens Khun Toi - arbeitete damals von morgens bis abends in einem thailändischen Restaurant auf Koh Samui. Ich erkundigte mich nach ihrem Wohlbe. Sie erzählte mir, dass sie seit dem 5. Monat der Schwangerschaft täglich an starken Rückenschmerzen im Lendenwirbelbereich leide. Sie schätzte ihre Schmerzen zwischen 5 und 8 ein.

Ich fragte sie, ob sie eine Entspannungsmethode ausprobieren wolle, mit der vielleicht ihre Schmerzen gelindert werden könnten. Auch teilte ich ihr mit, dass dieser Test nur ein paar Minuten dauern würde, sie auch nichts reden müsse und wir diese Methode auch leicht im Restaurant ausprobieren könnten. Sie war sofort bereit und setzte sich mir gegenüber auf einen Stuhl.

In einfacher Form erklärte ich ihr unsere Vorgehensweise und zeigte nur ein paar Bereiche im Gesicht und auf der Brust, die ich bei mir stimuliere, während sie bei der Anwendung ihre Augen nur zu schließen brauchte und mit Buddha Kontakt aufnehmen könne, wenn sie dies möchte. Ich informierte sie, dass ich leise die jeweiligen zu klopfenden Bereiche ansprechen würde (z. B. Herz, Stirn, Wange), so dass sie wisse, welchen Bereich ich gerade bei mir beklopfe.

Khun Toi hatte während der ganzen Klopf-Durchführung die Augen geschlossen und beklopfte selbst die vorher gezeigten Bereiche. Währenddessen sprach ich mental den Aussöhnungssatz: *„Obwohl ich starke Rückenschmerzen im Lendenwirbelbereich habe, so liebe und akzeptiere ich mich vollkommen und ganz".* Diesen Satz sprach ich dreimal zu Beginn (Herzbereich) und jeweils einmal bei den anderen Bereichen (Stirn, Wange, unter der Nase, Kinn, Herz).

Nach der ersten Klopf-Behandlungsrunde sagte ich mit leiser Stimme: *„Lass Deine Augen noch geschlossen. Atme dreimal tief ein und aus. Komm nun in Deinem Tempo ins Hier und Jetzt, spüre Deinen Stuhl, Deinen Körper und öffne Deine Augen ganz langsam - so wie es für Dich passend ist."*

Während der Behandlung sah ihr Gesicht bereits entspannter aus und, siehe da, schon nach der ersten Klopfrunde war sie vollkommen beschwerdefrei. Um weiterhin frei von Rückenschmerzen zu sein, empfahl ich ihr, morgens, mittags und abends und so oft es ginge auch zwischendurch zu klopfen. Khun Toi beherzigte meine Worte, klopfte täglich, ist beschwerdefrei und kann wieder lächeln. Die werdende Mutter und ihr Baby können beschwerdefreier leben.

Sie werden sich vielleicht wundern, dass ich das Klopfen in dieser Form angewendet habe. Intuitiv erschien mir die eben geschilderte Vorgehensweise notwendig. Zum einen, weil ich mich nicht in der thailändischen Sprache verständigen kann. Zum anderen, weil asiatische, buddhistisch eingestellte Menschen Schmerzen oder Sorgen in der Öffentlichkeit nicht verbalisieren und sich zum Beispiel auch nicht bestreicheln lassen wollen. Ein lautes Aussprechen des Aussöhnungssatzes wäre vollkommen fehl am Platze - noch dazu in einem öffentlichen Raum und am eigenen Arbeitsplatz! Für buddhistisch lebende Thailänder gehört Meditation zur Tagesordnung. Aus diesem Grunde war es nahe liegend, den Aussöhnungssatz nicht laut auszusprechen.

Meiner Erfahrung nach ist es sinnvoll, spirituell orientierte Menschen mit einer intensiven Verbindung zum Göttlichen nicht mit einer TECHNIK zu begleiten. Ein Mitmensch, der beispielsweise seinen buddhistischen Glauben pflegt, braucht eine sehr behutsame und sanfte Begleitung. Ich traf verschiedentlich auch auf Menschen, die seit vielen Jahren täglich längere Meditationen praktizieren und von mir im Bereich „Selbstheilung und Heilung" unterrichtet werden wollten. Für sie war es sehr wichtig, dass sie – ohne laut sprechen zu müssen – mit geschlossenen Augen die Selbst-"Behandlung" im Liegen mental vollziehen konnten.

Es ist nicht notwendig, dass der Selbstanwender die Aussöhnungssätze laut ausspricht. Meditationserfahrene wollen erfahrungsgemäss ohnehin lieber im Stillen ihre Schmerzen lindern bzw. auflösen. Selbstheilung ist auch dann möglich, wenn der Schmerzgeplagte keinerlei Aussöhnungssätze aussprechen möchte oder in besonderen Fällen nicht sagen kann (z.B. Patient im Koma). Diese Erfahrung machte ich oft. Eine Heilung hängt von Wesentlicherem ab!

> Das Hier und Jetzt zu akzeptieren,
> sich annehmen und sich zu lieben
> wie man JETZT eben ist,
> bewirkt Transformation und Heilwerdung!

Österreicherin litt fünf Jahre lang an starken Schmerzen im unteren Lendenwirbelbereich

Eine junge Österreicherin (38 Jahre) vertraute sich mir während meiner Österreich-Reise an und erzählte mir, wie es zu ihren starken Rückenschmerzen gekommen war. Sie bat mich um Hilfe. Während unseres persönlichen Gesprächs erfuhr ich, dass sie vor mehreren Jahren an einem Energie-Kurs teilgenommen hatte und seitdem unter diesen Schmerzen im unteren Lendenbereich leide. Während des Kurses wurden verschiedene intensive energetische Praktiken durchgeführt.

Die Österreicherin habe das Gefühl, dass ihr irgendwas in den Körper „gefahren" sei als der Kursleiter sie im Rückenbereich berührte. Während meiner Heilungs- und Selbstheilungsexperimentier-Reise vertrauten sich mir mehrere Menschen an, die ähnlich wie im eben geschilderten Fall ihre nachhaltigen Schmerzen im Körper „aufgedrückt" bekamen und nicht mehr wussten, wie sie diese loswerden könnten.

Die Österreicherin ist spirituell orientiert und gegenüber ungewöhnlichen, energetischen und liebevoll angewandten Selbstheilungsverfahren, dem „Göttlichen" und „Gott" gegenüber aufgeschlossen.

Vorab diese Information: Wir alle sind ausgestattet mit Selbstheilungskräften, auch wenn wir diese nicht bewusst wahrnehmen. Wir alle haben uns schon mal verletzt und bluteten. Waren wir da nicht verwundert, dass die Wunde von ganz allein heilte? Oder vielleicht nehmen manche die Wundheilung als selbstverständlich und denken nicht länger darüber nach. Je weniger wir bewusst und dankbar sind, desto größer ist nicht nur der Abstand zu unserem Körper, zu unserer Selbstheilungskraft sondern auch zu unserem Geist und zu unserer Seele. Und oft sehen wir uns auch nicht als das, was wir sind: Wesen, die mit dem Nächsten und mit Gott verbunden sind. Diesen Menschen ist auch nicht bewußt, dass wir alle EINS sind.

Ich durfte während meiner Heilungs- und Selbstheilungsreise folgende Erkenntnis gewinnen: Je weiter ein Mensch von Gott entfernt ist, um so schwieriger wird es für ihn, die leicht erlern- und durchführbaren, energetischen, spirituell orientierten Heilverfahren zu akzeptieren und bei sich anzuwenden. Bei diesen Menschen ist das Misstrauen häufig zu stark ausgeprägt. Betrachtet man Misstrauen genauer, dann erkennt man, dass sich hinter fehlendem Misstrauen fehlendes Selbstvertrauen, fehlendes Vertrauen zum Nächsten und zu Gott „versteckt".

Im Fall der Österreicherin spürte ich intuitiv, dass wir uns mit Gottes Hilfe leichter tun würden ihre Rückenschmerzen zu lindern oder diese sogar „wegzaubern" zu dürfen. Wir erarbeiteten gemeinsam und intuitiv die detaillierten und stressbeladenen Umstände, die sie damals im Kurs erlebte und die sie gefühlsmässig nach wie vor in ihrem Körper gespeichert hatte. Wir saßen uns gegenüber, tauschten unsere intuitiven Gedanken aus und integrierten diese in die Aussöhnungssätze. Wir bearbeiteten während unserer EE-Klopfanwendung auch die auftauchenden Emotionen, die sie ihrem damaligen Kursleiter gegenüber noch in sich trug.

Nach und nach „schmolzen" ihre Rückenschmerzen. Zu Anfang lagen sie bei „9" und nach ca. einer Stunde bei „0". Für eine erfolgreiche Arbeit ist es sehr wichtig, dass ein großes Vertrauensverhältnis, gepaart mit Offenheit und Ehrlichkeit, zwischen dem Schmerzgeplagten und seinem Begleiter besteht.

Engländerin litt 20 Jahre lang an starken Nackenschmerzen und konnte ihren Kopf nicht drehen

Seit 18 Jahren lebe ich im Winter in meiner Zweitheimat Koh Samui. Dort lernte ich vor mehreren Jahren eine junge Engländerin (40 Jahre) kennen. Sie teilte mir mit, dass sie seit ihrem 20. Lebensjahr kontinuierlich an starken Nackenschmerzen leide und die nicht nur in den Rückenbereich ausstrahlen würden, sondern sie auch zunehmend unbeweglich machten. Sie könne seit Jahrzehnten ihren Kopf nicht mehr locker nach links und rechts drehen, sondern müsse ihren gesamten Oberkörper drehen, wenn sie nach rechts oder links schauen wolle. Sie sei steif und fühle sich wie eine alte Frau.

Die Engländerin sagte mir, dass sie jahrzehntelang schon in ärztlicher Behandlung wäre, seit ca. 20 Jahren alles Mögliche ausprobiert habe und inzwischen recht verzweifelt sei. Sie zeigte aber trotz ihrer negativen Erfahrungen mit diversen Behandlern mir gegenüber vollstes Vertrauen.

Wenn ein Problem in dieser Grössenordnung auftritt, so liegt ihm meiner Erfahrung nach eine tiefsitzende alte Traumatisierung zugrunde. Die seelischen Beschwerden und energetischen Belastungen sind nach wie vor im Körper „gespeichert“. Sie können mit liebevoller und humorvoll gestalteter Behandlungsweise „hervorgelockt“ und sozusagen „ins Licht geholt“ werden.

Behutsam und schrittweise tasteten wir uns heran. Sie erlaubte mir, dass ich meine intuitiven Gedanken äussern und in die etwas ausführliche EE-Klopfbehandlung (1 Runde ca. 9 Min.) integrieren durfte. Ich bat sie mich zu korrigieren, falls ich „daneben“ läge. Anstatt mich zu korrigieren, konnte sie ein paarmal herzhaft lachen. Dies war besonders dann der Fall, wenn ich das „Mann-Frau-Thema" ansprach und meine intuitiven Gedanken hierzu äusserte.

Alles ist mit allem verbunden, auch wenn es sich „nur" um Nacken- oder Rückenschmerzen handelt. Dies gilt selbstverständlich auch im Falle anders gelagerter emotionaler Belastungen oder körperlicher Schmerzen.

Es stellte sich im Laufe des Bearbeitungsprozesses heraus, dass sich hinter ihren starken Nackenschmerzen und „den Kopf nicht drehen können" ein viel gewichtigeres und einschneidendes Lebensproblem verbarg. Sie lebte nicht ihr Leben. Sie hatte mit 20 Jahren ihre Berufstätigkeit begonnen und übte eine Arbeit aus, die sie hasste. In den vergangenen 20 Jahren war es immer so weiter gegangen. Ihre Arbeit erfüllte sie nie richtig. Sie war angepasst und tat ihre „Pflicht", koste es was wolle.

Wir arbeiteten in Anwesenheit von 5 Zuschauern (und ihrem Ehemann) ca. 1 ½ Stunden an ihrer Thematik. Zu unser aller Überraschung war sie hinterher vollkommen beschwerdefrei! Sie konnte nach ca. 90 Minuten Behandlung ihren Kopf ohne Weiteres nach links und rechts drehen!

Der Erfolg war dauerhaft! Die Zuschauer und auch ich blieben mit der Engländerin über mehrere Jahre in Kontakt, erkundigten uns nach ihrem Wohlbefinden und konnten es kaum glauben, dass sie nach wie vor vollkommen befreit wäre von ihren Nackenschmerzen und dass sie ihren Kopf mit Leichtigkeit drehen könne! Nach ein paar Jahren besuchte ich sie in Bangkok, wo sie als Managerin tätig war, glücklich und beschwerdefrei.

Deutsche Angestellte (42 Jahre) erlitt einen Autounfall und litt seitdem unter starken Schmerzen im Nacken- und Schulterbereich

Die junge Frau erzählte mir von ihren fast täglich auftretenden starken Schmerzen im Nacken- und Schulterbereich. Sie habe die dauerhaften Schmerzen seit ca. 4 Jahren. Alle Behandlungsversuche, die sie bei Ärzten und anderen Therapeuten unternahm, waren teilweise nur kurzfristig erfolgreich. Sie konnte ihren Kopf nur unter Schmerzen nach links und rechts drehen. Infolge der Schmerzen hatte sie oftmals keinen erholsamen Schlaf.

Ich erzählte ihr, dass Schmerzen dieser Art erfahrungsgemäss mit einer Traumatisierung zusammenhängen, die man auf liebevolle Art und Weise durch genaueres Anschauen und Bearbeiten der traumaverursachenden Situation auflösen könne. Sie war dafür bereit und erlaubte mir, dass ich die, während unserer gemeinsamen Arbeit intuitiv aufkommenden Gedanken äussern dürfe.

Ich fragte sie, ob sie sich noch erinnern könne, wann und in welcher Situation ihre Rückenschmerzen zum ersten Mal aufgetreten waren. Sie konnte sich sehr gut erinnern. Es war ein schwerer Autounfall, den nicht sie verursacht hatte, sondern ein Betrunkener, der ihr auf ihrer Fahrseite entgegen kam. Sie hatte nicht nur ein Schleudertrauma, sondern litt seitdem dauerhaft an sehr starken Schmerzen im Nacken- und Schulterbereich.

Wir gingen dann schrittweise so vor, als ob sie mir einen Film beschreiben würde, d.h. zuerst schilderte sie mir den äusseren Rahmen (z.B. „Wer ist im Geschehen dabei?") und dann erfuhr ich von ihr immer mehr vom konkreten Inhalt (z.B. „Worum geht es?", „Welche Gefühle kommen bei ihr hoch?"). Was kam heraus? Die Schmerzgeplagte war voller Wut und Zorn gegenüber dem Autofahrer, der den schweren Autounfall verursachte. Sie war auch verärgert über die Inkompetenz der behandelnden Ärzte und anderer Therapeuten.

Wir bearbeiteten die immense Wut und den Zorn solange bis sie diese emotionalen Belastungen vollkommen aufgelöst hatte. Ihre Wut und ihr Zorn bewerte sie auf einer Skala von „0" bis „10" mit dem Wert „10". Nach der Behandlung - zu Anfang mit der EE-Klopfweise und im späteren Behandlungsverlauf mit Heilweise ELI - sank dieser Wert auf „0". Sie war nun beschwerdefrei.

Was das Interessante dabei ist: Die Auflösung der emotionalen Beschwerden bewirkt auch eine Erleichterung, und wenn es sein darf sogar ein „Wegzaubern" der Schmerzen. So war es auch in diesem Behandlungsfall. Wir waren überrascht, dass sie nach ca. 45 Minuten keine Schmerzen im Nacken- und Schulterbereich mehr verspürte. Die Ursache ihrer Schmerzen war nun auf energetischer Ebene liebevoll bearbeitet. Sie verspürte keine Wut und keinen Zorn mehr gegenüber dem betrunkenen Autofahrer, der ihr durch den Schock (Autounfall) seelische Verletzungen zufügte.

Nach erfolgter Aussöhnungsarbeit ist sie nun im inneren Frieden mit sich und dem Verursacher des Autounfalls. Diese Arbeitsweise führte bei ihr mental zum inneren Frieden mit ihrem Nächsten. Sie hat seitdem keine Schmerzen im Nacken- und Schulterbereich und kann wieder gut schlafen.

Das eben erwähnte Vorgehen wird auch als so genannte „Film-" oder „Erzähltechnik" bezeichnet. Diese „Technik" ist eine gute Möglichkeit schwierige Themen erfolgreich zu bearbeiten, da der Traumatisierte das Geschehen schildert, und zwar in einer für ihn passenden Weise.

Es können alle Sinne, wie Sehen, Fühlen, Hören, Schmecken und Riechen angesprochen, sowie auch Gedanken aus der Traumasituation hervorgeholt werden. Die belastenden Erinnerungen und die damit verbundenen körperlichen Beschwerden können dann entweder mit der einfachen EE-Klopfweise oder ELI-Streichelweise achtsam und hingebungsvoll bearbeitet werden.

Doch gibt es auch den Fall, dass die Schmerzen zwar momentan „weggezaubert" sind, jedoch wieder zurückkommen. Dann ist tägliche Behandlung sinnvoll um die Schmerzen zu lindern. Mit Zuversicht und Ehrlichkeit sich selbst gegenüber und mit einer ganzheitlich orientierten stressfreieren Lebensgestaltung können die Schmerzen allmählich zum Abklingen gebracht werden.

Abschliessend noch ein paar Gedanken zum Zusammenhang zwischen Stress und Muskel: Wenn Sie weniger Stress haben, sind Ihre Muskeln weniger angespannt und nicht angeschwollen. Es verringert sich dadurch auch der unnötige Druck auf die Gelenke. Das Ergebnis ist weniger Schmerz.

> Sie sind ein erfolgreicher Selbstbehandler,
> wenn Sie Ihre Behandlung
> mit Freude durchführen.

42-jähriger Heilpraktiker leidet seit ca. 20 Jahren an chronischen Rückenschmerzen und ist mit ELI-Heilweise nach ca. 30 Min. davon befreit

Der an starken Rückenschmerzen leidende Heilpraktiker vertraute sich mir und der Heilweise ELI an. Seine Schmerzen lägen bei 10, wenn er keine Spritzen oder andere ärztliche Versorgungsmaßnahmen bekäme. Er sei seit ca. 20 Jahren in ärztlicher Behandlung, und nach wie vor plagen ihn zeitweise massiv die Rückenschmerzen.

Er beschrieb zu Beginn der eigenen ELI-Streichelbehandlung eine Körperübung „Beine über den Kopf", die er wegen seiner chronischen Rückenschmerzen nicht ausüben könne. Er erzählte mir, dass er vor ca. 20 Jahren einen heftigen Autounfall gehabt hätte und er seit dieser Zeit an Rückenschmerzen leide. Auch sei er ein spirituell orientierter Mensch und möchte sich nicht beklopfen, sondern die Heilweise ELI anwenden.

Wir begannen mit dem liebevollen Sich-Selbst-Bestreicheln und führten ein Gespräch zunächst im Frage-Antwort-Stil. Ich fragte ihn, ob er sich an den Autounfall noch erinnern könne und welcher Gedanke sein erster war, als der Unfall passierte. Auch gingen wir auf seine Gefühle ein. All seine Äusserungen integrierten wir in die jeweiligen Aussöhnungssätze, während wir uns selbst streichelten (ich mache bei den Behandlungen immer spiegelgleich mit). Er gab mir die Erlaubnis, auch intuitiv Gedanken und Gefühle zu äussern, die ich wahrnähme. Unser „Gespräch", die Bearbeitung der Themen, die Formulierung der Aussöhnungssätze geschah intuitiv. Wir arbeiteten mit Freude und Liebe zusammen und da können erfahrungsgemäß auch mal „Wunder" geschehen.

Mein Partner, Hans-Ulrich Schachtner, und andere Anwesende konnten miterleben, dass dieser Heilpraktiker nach ca. 30 Minuten zu seiner und zu unser aller Überraschung völlig schmerzfrei war. Wir telefonierten nach einigen Wochen miteinander, da ich wissen wollte, ob der schmerzfreie Zustand anhielt. Dies war der Fall.

Mehr Erfolg durch intuitives Vorgehen

Durch intuitives Vorgehen können Sie den entscheidenden Punkt herausarbeiten, der der Auslöser für Ihre Rückenschmerzen ist. Wenn Sie offen für Neues und unvoreingenommen sind, dann kann Ihre Intuition leichter fließen. Sie lassen Ihren Gedanken freien Lauf und integrieren diese in Ihren Behandlungsprozess.

Zu Anfang kann es sein, dass Sie Ihrer Intuition nicht besonders trauen und vielleicht doch nicht Ihre aufkommenden Gedanken, Gefühle und Bilder in Ihren Aussöhnungssätzen entsprechend zum Ausdruck bringen. Erfahrungsgemäss dauert es nicht lange, dass Sie mutiger werden, mehr Vertrauen sich selbst gegenüber entwickeln und immer spielerischer und somit intuitiver Ihre Rückenschmerzen bearbeiten.

Wenn Sie mit Freude Ihre Aussöhnungssätze sprechen und sich währenddessen auf die EE-Klopf- oder ELI-Streichelweise einlassen, dann werden Sie merken, dass Sie sich nicht nur immer mehr entspannen, sondern Ihre stressbedingten Schmerzen immer mehr „dahinschmelzen".

Folgende Formulierungen sind eine Auswahl von Aussöhnungssätzen, die Rückenschmerzgeplagte während Ihrer energetischen Selbstbehandlung aussprachen.

Die folgenden Aussöhnungssätze veranschaulichen, dass sich hinter Rückenschmerzen emotionale Gründe verbergen, die diese verursacht haben.

„Auch wenn ich mich ärgere, weil ...., so akzeptiere ich diese Situation"

„Auch wenn ich wütend bin über..., wähle ich es zu akzeptieren wie ich mich fühle".

„Auch wenn ich mich schuldig fühle, weil..., so nehme ich mich an wie ich bin"

„Auch wenn ich dachte, ich verdiente die Mißhandlung, akzeptiere ich wie ich dachte".

„Auch wenn ich mich durch ... gefangen fühle, so akzeptiere ich mich so wie ich bin".

„Auch wenn ich mich schuldig fühle und mich unter Druck setzen ließ, so liebe ich mich vollkommen und ganz"

„Auch wenn ich keine Aufmerksamkeit oder Liebe von ... bekam, liebe und akzeptiere ich mich vollkommen und ganz".

„Auch wenn ich immer besser sein muss und meine, dass ich nicht genug bin, so akzeptiere ich mich so wie ich bin".

„Auch wenn ich Angst davor habe, dass ich nicht mehr arbeiten kann und erwerbslos werde, so bleibe ich in meiner Liebe und zuversichtlich, dass für mich gesorgt ist".

„Auch wenn ich Angst habe entlassen zu werden, so bin ich voller Zuversicht und nehme mich voll an".

„Auch wenn mein Vorgesetzter mir keine anerkennenden Worte sagt, so bleibe ich in meinem Selbstvertrauen und in meiner Kraft"

„Auch wenn ... mich vollkommen bloßstellte vor den Anderen und ich mich zutiefst schämte, so weiss ich, dass es vorbei ist und ich meinen Weg gehen kann".

„Auch wenn ich mich gegen die Kontrolle durch ... bisher auflehnte, wähle ich es jetzt weicher zu werden und mich und ... zu akzeptieren so wie wir sind".

„Auch wenn ich zur Zeit verzweifelt bin und keine Hoffnung mehr habe, dass ich meine Rückenschmerzen loswerde, so nehme ich die jetzige Situation an und bin offen für Veränderung"

„Auch wenn ich nach wie vor einen Zorn verspüre gegenüber..., so vergebe ich uns beiden und wähle ein harmonisches Leben mit...".

„Auch wenn ich überrascht bin, wie wütend ich mich gegenüber... fühle, so vergebe ich mir und befreie mich von der Wut".

„Auch wenn ich diese unheilbaren Rückenschmerzen habe und obwohl ich meine Partner allein ließ, verzeihe ich mir und bitte mental meinen Partner um Verzeihung und liebe mich so wie ich bin".

„Auch wenn die Last auf meinen Schultern liegt und das Leben für mich eine große Bürde ist, bejahe ich mein Leben und mich so wie es jetzt ist".

„Auch wenn mir der Schmerz im Nacken sitzt und ich nicht alles zur Zufriedenheit erledigen kann, akzeptiere ich mich voll und ganz".

„Auch wenn ich das Leiden meiner Mutter nicht aufhalten kann und sie keinen Lebensmut mehr hat, so nehme ich dies voll und ganz an".

„Auch wenn ich wegen meiner Schmerzen im Rücken nicht mehr so leistungsfähig bin wie früher, so nehme ich mich voll und ganz an".

„Auch wenn ich glaube, dass es mir nicht besser gehen wird, so bin ich offen und dankbar für die Hilfe von Oben".

„Auch wenn mir mein Arzt die erschütternde Diagnose mitteilte, dass meine Krankheit unheilbar sei, so lasse ich diese Aussage an mir vorüberziehen, bleibe in meiner Selbstheilungskraft, mache mich kundig, verbinde mich mit der göttlichen Kraft und bin offen für ‚Dein Wille geschehe!'".

Wie man einen Freund von seinen Rückenschmerzen befreien kann und sich dabei selbst wohler fühlt

Können Sie sich vorstellen, dass Sie durch Sich-Selbst-Beklopfen die Rückenschmerzen eines Freundes lindern bzw. „wegzaubern" können? Dies ist unter bestimmten Umständen möglich!

Holen Sie sich die Erlaubnis von Ihrem Freund für das so genannte stellvertretende Klopfen und machen Sie ein Experiment. Sie haben gute Chancen erfolgreich zu sein, wenn Sie das aus Freundschaft tun und nicht um sich selbst größer zu fühlen. Wenn Ihr Freund offen ist für ungewöhnliche Behandlungsverfahren und zu Ihnen Vertrauen hat, stehen die Chancen noch besser.

Sie können fast immer davon ausgehen, dass hinter körperlichen Schmerzen - wie auch im Falle von Rückenschmerzen - seelische Gründe stehen, welche die Schmerzen verursachen. Je offener und ehrlicher Sie intuitiv solche „Dinge", d.h. die seelischen Probleme im Aussöhnungssatz beim Namen nennen, desto wirksamer ist das stellvertretende Klopfen.

Wenn Sie zu Beginn Ihres stellvertretenden Behandlungsablaufs die wahren Gründe, die seelischen Belastungen, die die Rückenschmerzen bei Ihrem Freund verursachen, nicht kennen und noch nicht so recht wissen, welchen Aussöhnungssatz Sie formulieren sollen, dann beginnen Sie einfach mit den Standard-Aussöhnungssätzen wie zum Beispiel:

„Auch wenn ich jetzt massive Rückenschmerzen habe, so akzeptiere ich mich so wie ich bin".

„Auch wenn ich unter massiven Rückenschmerzen leide, so akzeptiere ich mich vollkommen und ganz".

„Auch wenn ich sehr starke Rückenschmerzen habe, so liebe ich mich voll und ganz".

Nach der stellvertretenden Behandlungssequenz werden Sie merken können, dass nicht nur Ihr Freund sich besser fühlt, sondern auch Sie selbst ein Wohlgefühl verspüren. Wir sind nunmal energetisch miteinander verbunden!

Wenn Sie mit Freude und Hingabe zum Wohle Ihres Freundes die Behandlung durchführen, dann werden Sie merken, dass Ihnen plötzlich Eingebungen zufliessen und Sie den Aussöhnungssatz verändern oder Ihr Freund Ihnen entscheidende Hinweise gibt.

Was kann dabei passieren?

Während Ihrer Selbstbehandlung kann es passieren, dass plötzliche Gedanken, Bilder und neue Aspekte auftauchen. Es ist nicht verwunderlich, dass sich während eines Aussöhnungsprozesses weitere Themen zur Bearbeitung anmelden.

Stellen Sie sich folgendes Bild vor: Ihr Selbst, das bis zum heutigen Zeitpunkt in verschiedenen Situationen seelisch verletzt wurde, entspräche einer Zwiebel. Das Lösen eines tiefsitzenden Problems ist, bildlich gesprochen, gleichzusetzen mit dem Schälen einer Zwiebel. Nachdem Sie ein Problemthema – eine Schicht – gelöst haben, kommt die nächste, darunter liegende, zum Vorschein. Dieser Aussöhnungsprozess dauert so lange, bis Sie zur letzten Schicht (dem „Kernproblem") gelangen.

Erfahrungsgemäss mag nicht jeder Selbstanwender so tief in den Selbstheilungsprozess einsteigen, was auch vernünftig ist. Dies gilt insbesondere für schwer Erkrankte (z.b. Krebspatienten, Alkoholiker etc.) und schwer traumatisierte Hilfesuchende (z.b. Vergewaltigte, durch Kriegserfahrungen, Naturkatastrophen (Erdbeben, Tsunami, Schwersttraumatisierte zum Beispiel durch Atomkraftexplosion in Fukushima/Japan im März 2011 etc.). Diese Hilfesuchenden spüren intuitiv, dass sie durch ein zu schnelles Vorgehen überfordert wären. Auch nehmen Sie erfahrungsgemäß intuitiv wahr, dass zum Beispiel eine Schwerst-Traumabearbeitung durch die modernen „Quantenheilungstechniken", „Klopftechniken" oder „Russische Techniken" nicht stimmig für sie wäre.

Ich kann Ihnen nur empfehlen: Hören Sie auf Ihre Intuition, denn diese ist Ihr bester Ratgeber. Auch wenn so mancher Klopf-"Heiler", Quanten-"H"eiler oder „Heiler" mit russischen Techniken was Anderes behaupten sollte.

Geheimnisse zur Selbstheilung und Heilung von Rückenschmerzen

Es besteht erfahrungsgemäss ein Zusammenhang zwischen Rückenschmerzen und emotionalen Belastungen. Der emotionale Stress kann z.b. durch belastende Arbeits- und Lebenssituationen hervorgerufen werden. Die Belastung wird zum Beispiel durch lieblosen Umgang „genährt".

Dann kommen in der heutigen Zeit diverse Ängste hinzu. Viele Menschen befürchten, das ihnen Schlimmes zustoßen könne, haben Existenz- und Versorgungsängste und viele andere Sorgen. Die finanzielle Angst greift in Industrieländern um sich, die „Angst sitzt manchen im Nacken", manche tragen eine große „Last auf den Schultern", manche haben ihr „Kreuz mit dem Kreuz". Der Leidgeprüfte fühlt sich eingesperrt wie in einem „Korsett". Der Nacken, die Schulter bzw. der Rücken zieht sich zusammen. Der Geplagte verhärtet sich und wird zunehmend steifer.

Durch Klopfen oder Streicheln kann sich der Selbstbehandler in Minutenschnelle entspannen, ruhiger und gelassener werden. Der angespannte Muskeln wird locker. Durch Entspannung des Körpers lassen erfahrungsgemäss auch die Schmerzen nach.

Sich selbst, die momentane Situation, das momentane emotionale oder körperliche Problem zu akzeptieren, so wie es eben JETZT ist, ist eine wesentliche Voraussetzung für einen entspannten und somit gesunden Zustand.

Alles, worunter Sie momentan seelisch oder körperlich leiden, drücken Sie im sog. „Aussöhnungssatz" sprachlich aus. Und wenn Sie geübt sind bzw. sich gut konzentrieren können, dann können Sie Ihre Aussöhnungssätze auch mental „sprechen", d.h. leise in Ihrem Kopf.

Während Ihrer EE-Klopf- oder ELI-Streichel-Behandlung können alte belastende Erinnerungen und Bilder hochkommen, an die Sie schon lange nicht mehr dachten. Wenn dies der Fall sein sollte, dann integrieren Sie all das, was zum Vorschein kommen will, nach und nach in Ihren Aussöhnungssätzen. Wichtig ist offen und ehrlich zu sich selbst zu sein und alles was auftauchen will zuzulassen. Alle Emotionen, die damit einhergehen, dürfen hochsteigen. Gefühle von Traurigkeit, Einsamkeit, Ärger, Wut und vieles mehr können befriedet werden, wenn Sie diese Gefühle aussprechen, sich und die Situation akzeptieren und sich währenddessen beklopfen oder sich streicheln.

Die emotionalen oder körperlichen Belastungen werden nicht wie beispielsweise beim so genannten „Positiven Denken" unter den Teppich gekehrt, sondern sozusagen „ans Licht geholt". Das Belastende hat keine Kraft mehr, wenn wir es aussprechen und mit unserer Selbstakzeptanz verbinden. Unsere sprachlich formulierte Selbstakzeptanz ist stärker als alles Negative. Das ist eines der Geheimnisse der Selbstheilung. Mit dem entscheidenden Satzteil *„..., so akzeptiere ich mich - so wie ich jetzt bin - voll und ganz"* oder *„..., so liebe ich mich von ganzem Herzen"* transformieren Sie nämlich das Belastende und können sich in Minutenschnelle nicht nur entspannter, sondern auch freier, gelassener und wohler fühlen.

> Liebe, Annehmen was ist, ist die stärkste Kraft!
> Durch Liebe, durch Annehmen geschieht Heilung!

Diese zurückgewonnene innere Ruhe und Gelassenheit sind wesentliche Voraussetzungen, um in alltäglichen, beruflichen und privaten stressigen Lebenssituationen mit den Beteiligten wohlwollender kommunizieren zu können. Wenn Sie durch EE-Klopfen oder ELI-Streicheln innerhalb weniger Minuten in Ihre Mitte gelangen können, dann bleiben Sie in Ihrer Kraft und sind stress-resistenter. Sie könnten dann auch achtsamer und liebevoller im Umgang mit Ihren Nächsten werden. Das ist die Grundlage für ein besseres zwischenmenschliches Miteinander, was wiederum generell zur zwischenmenschlichen Klima-Verbesserung und Heilung (= Ganzwerdung) beitragen kann.

Wenn Sie erkennen, dass z.b. Ihre Rückenschmerzen sehr wohl mit Ihrem Kommunikationsverhalten und dem Ihrer Mitmenschen zu tun hat und Sie Ihren Kommunikationsstil verfeinern wollen (zum Wohle aller Beteiligten), dann empfehle ich Ihnen das Buch „Frech, aber unwiderstehlich! Der Magische Kommunikationsstil: Mehr Charme, Witz und Weisheit im Alltag, Beruf und in der Liebe".

Das eben erwähnte Lebensbegleitbuch enthält das Kommunikations-Wissen für unsere künftige Zeit. Das MagStWissen (MagSt = Magischer Stil) ist erfahrungsgemäss eine wichtige Ergänzung zur Therapie, zum Klopfen oder Streicheln oder....

Mit MagStWissen lernen Sie sich und andere besser kennen und verstehen, erlernen unter anderem auch ungewöhnliche mentale Zusatz-Erkenntnismittel (z.b. ROTE KARTE, „ZOO-Brille", B.R.A.V.-Reflexe) und erhalten Anregungen wie Sie Konfliktsituationen im Alltag, Beruf oder in der Partnerschaft auf magische Weise zum Wohle aller lösen können.

Schmerzfreiheit hängt eng zusammen mit wohlwollendem Kommunikationsverhalten.

Klopfen ist nicht Alles!

Wenn jemand zum Beispiel an chronischen Rücken-schmerzen leidet oder gar schon mehrere Rücken-operationen hinter sich hat, kann es sein, dass er/sie trotz Klopf-Anwendung keine Beschwerdefreiheit er-reicht hat. So ein Mensch könnte sich sozusagen le-benslang beklopfen und trotzdem davon nicht schmerzfrei werden. Dafür gibt es verschiedene Gründe (z.B. Medikamentenabhängigkeit, Vergiftun-gen oder chronische Entzündungen im Körper). Klop-fen ist eben nicht alles!

Das Klopfen ist kein Allheilmittel, auch wenn es manchmal so dargestellt wird! Wenn es sich um chronische Leiden oder um komplexe lebenskritische Themen handelt, dann braucht der Hilfesuchende mehr als nur eine KLOPF-TECHNIK!

An dieser Stelle sei erwähnt, dass manche Klopf-Therapeuten oder Kursleiter das Klopfen überschät-zen oder unqualifizierte Versprechungen abgeben und letztlich so manchen Hilfesuchenden enttäu-schen.

Erschwerend kommt hinzu, dass zum einen der Be-griff „Therapeut" eine Qualifikation vorgaukelt und der Hilfesuchende nicht weiss, dass sich in Deutschland jeder, und zwar ohne jegliche Qualifikation so nennen darf. Zum anderen fehlt manchen Klopf-Vertretern das fachliche Wissen um Probleme mit dem Rücken richtig einschätzen zu können. Rückenschmerzen dürfen nicht unterschätzt werden.

Deshalb empfehle ich Ihnen zu Ihrer eigenen Sicher-heit: Suchen Sie bitte bei akuten und chronischen einen ganzheiltich orientierten Arzt auf. Bitte beachten Sie diese Vorsichtsmassnahme, weil Rücken-, Bandscheiben- und andere Gelenkbeschwerden durch viele Faktoren begründet sein können. Beispielsweise könnten akute oder chronische Entzündungen und in seltenen Fällen auch eine Krebserkrankung vorliegen.

Hinter Rückenschmerzen könnte auch ein hoher Blutdruck „versteckt" sein, der ernst zu nehmen ist. Manche Menschen sind sich ihres hohen Blutdrucks nicht bewusst und werden eventuell von einem Herzinfarkt „überrascht". Sie könnten z.B. zuerst eine 24-Stunden-Blutdruckmessung inclusive Aufzeichnung durchführen, sowie ein „Rückenschmerz-Tagebuch" führen, denn dann könnten Sie mehr und mehr die Zusammenhänge zwischen Ihrem Körper, Ihrem Geist und Ihrer Seele erkennen.

Was ebenso wichtig ist: Den Rücken zu kräftigen und auf die Haltung zu achten. Es gibt hierzu eine Fülle von Büchern. Einige davon habe ich durchgearbeitet, doch keines hat mich so richtig überzeugt, da die Übungen entweder zu kompliziert bzw. zu zeitaufwändig waren oder die Begleitung eines Therapeuten nötig machten.

Eines Tages jedoch überzeugte mich mein Partner mit einer 2-Minuten-Übung, die ich Ihnen nicht vorenthalten möchte. Diese Übung kann grundsätzlich von jedem durchgeführt werden. Sie ist sehr einfach, im Alltag jederzeit anwendbar (z.B. während des Zähneputzens) und trotzdem höchst effektiv.

Vielleicht möchten Sie Folgendes mal ausprobieren: Sie stellen sich 2 Minuten an eine Wand, die Beine sind angewinkelt, als ob Sie auf einer imaginären

Bank säßen. Das stärkt ganz bestimmte Muskeln, die die Wirbelsäule stützen, wodurch Ihre Haltung wieder „gerade gerückt" wird.

Wichtig ist auch, Ihren Gang so zu ändern, dass Sie Ihrem Rücken und Ihrer Wirbelsäule tagtäglich mehr Energie zuführen. Nebenbei verbessern Sie dadurch Ihre Erscheinung, Ihr Auftreten und somit Ihre Ausstrahlung. Wenn Sie an einer besonderen, energiespendenden Gangart interessiert sind, dann empfehle ich Ihnen die DVD von Dr. med. Peter Greb über den Ballengang (sh. www.HeilungundGesundheit.de).

Rückenschmerzen lindern bzw. schmerzfrei werden auch ohne Klopfen oder Streicheln

Zur Veranschaulichung ein Fall aus der Praxis. Ich lernte im Februar 2003 auf Koh Samui einen Österreicher (36 Jahre) kennen. Er arbeitete damals täglich ca. zwölf bis vierzehn Stunden im Büro eines Politikers, kam manchmal erst um Mitternacht nach Hause und muss oft bereits nach 6 Stunden wieder im Büro sein. Er litt seit circa einem halben Jahr unter dauernden massiven Schmerzen im Rückenbereich. Dieser junge Mann verdient laut seiner Aussage zwar sehr viel Geld, doch der Preis ist hoch: „Ich habe im All-Inclusive-Stil zu arbeiten". Meine Interpretation für diese Aussage: „Ich bin das Eigentum meines Chefs".

Dieser junge Mann verbrachte einen Wellnessurlaub in Begleitung seiner Familie in einer ruhig gelegenen Villa. Er konnte ohne Zeitlimit schlafen und sich tagsüber intensiv entspannen. Er genoss die thailändischen Massagen, verbrachte den Tag in ruhe- und liebevoller Atmosphäre, ließ sich von den Thais verwöhnen, nahm gesunde und leichte Kost zu sich, trank keinen Alkohol, sondern nur Wasser und gute Obstsäfte. Er genoss bewusst seinen Aufenthalt in der Natur, erfreute sich an den freundlichen thailändischen Menschen und unternahm mit seiner Frau und seinen beiden Kindern schöne Ausflüge. Er konnte - wann immer er wollte - tagsüber schwimmen oder anderen Sport betreiben und fühlte sich rundum wohl. Von Tag zu Tag ging es ihm sichtlich besser. Der sonst gestresste Mann war ausgeglichen, fühlte sich wohl in seinem Körper und ging liebevoll mit seiner Frau und seinem Kind um.

Er teilte mir mit, dass er sich nach ca. 14 Tagen energievoller und gesünder fühle und vollkommen befreit war von seinen extremen Rückenschmerzen. Er spräche liebevoller mit seiner Frau, seinem Kind, und mit anderen Menschen. Auch kümmere er sich um Mitmenschen, was er im Alltag sonst nicht tue.

Sie sehen hier: Auch ohne Klopfen oder Streicheln können Rückenschmerzen „verschwinden". Wir brauchten halt nur eine artgerechte Umgebung, einen liebevollen Umgang miteinander und ein Leben im Einklang mit Gottes Schöpfung.

> Würden wir mehr
> Selbst- und Nächstenliebe praktizieren,
> dann würden wir auch weniger
> unter Schmerzen leiden.

Weitere wichtige Tipps zur Schmerzbefreiung

Inzwischen hat es sich bei einigen Medizinern herum gesprochen, dass (nicht nur) bei Rückenschmerzen eine ganzheitliche Betrachtungsweise zur Sicherung eines langfristigen Erfolgs günstig wäre. Hervorzuheben wäre Dr. Batmanghelidj, der erkannte, dass häufig wiederkehrende Schmerzen generell ein Warnzeichen für einen Austrocknungsprozess sein können.

Dr. Batmanghelidj betont auch, dass die meisten Schmerzen im Rückenbereich anstelle einer Behandlung mittels teurer Medikamente oder eines operativen Eingriffs (der nicht selten zu Nebenwirkungen führt) durch Trinken puren Wassers* (nicht: Kaffee, Schwarztee, Säfte) gelindert werden können". Dieser Arzt erklärt, dass ein ausgeglichener Wasserhaushalt im Körper ganz wesentlich für eine stabile und bewegliche Wirbelsäule ist.

Vielleicht sind Sie skeptisch und stimmen dieser Erkenntnis nicht zu. In diesem Falle empfehle ich sein Buch „Rückenschmerzen und Arthritis". Sie können darin sehr deutlich nachlesen, warum das Trinken puren Wassers so bedeutsam für die Bandscheiben und die Wirbelsäule ist und weshalb Schmerzen durch Wassermangel verursacht werden können. Ausserdem können Sie Berichte ehemaliger Schmerzgeplagter lesen, aus denen Sie selbst Rückschlüsse über die Qualität der gängigen Behandlungsmethoden ziehen können.

Und was noch wichtig ist: Eine gesunde Lebensführung, dh. nicht zuviel Arbeit und nicht zu wenig, gesundheitsförderndes Essen, Bewegung in der Natur, wohltuende Berührungen, aufbauender Umgangsstil und Freude in Ihrem Alltag, im Beruf und in der Partnerschaft.

Schlussbemerkung

Selbstliebe, Hingabe, Demut, Ausdauer, Verbindung zur Natur und Gottesverbundenheit tragen nach meiner Erfahrung wesentlich zur dauerhaften Erleichterung chronischer Rückenschmerzen bei. Ich durfte oft die Erfahrung machen, dass Heilungen in Verbindung zu Gott und Gottes Schöpfung geschehen können - und zwar ohne Einsatz von Geld!

Erfahrungsgemäss suchen viele Menschen immer noch nach „NEUEN" - nach „Besseren??" - Heil-Techniken und „HEILS"-Versprechen diverser Art. Da wären die sog. Rückenbegradigungen, die sog. Matrix- oder 2-Punkte-Technik oder Quantenheilung zu nennen. Und nicht zu vergessen die zur Zeit in Mode kommenden russischen „Heil-"Methoden, mit denen jeder selbst „zu Gott wird" und jung, schön, körperlich gesund und sogar unsterblich werden kann. Das sind jedenfalls die Werbeslogans um das Ego zu kitzeln. Menschen zahlen sehr viel Geld für solche Techniken nach der Devise „Wofür Geld verlangt wird und womit man selbst schnell zum Heiler und zu Gott wird, ist was wert!". Sie kennen sicherlich das Sprichwort: „Nicht alles ist Gold was glänzt".

Wir Menschen sind erfahrungsgemäss leicht über unser Ego zu ködern (sh. „ROTE KARTE: Du bist durchschaut! Das Geheimnis der sechs Klingelknöpfe" in www.MagSt.info). Wir übersehen allzu leicht, dass das Wahre und Gute im Heilungsbereich auch ohne Geld erhältlich wäre. Wir könnten zum Beispiel im Alltag, Beruf und in der Partnerschaft liebevoll miteinander umgehen. Wir könnten Dankbarkeit tagtäglich ausdrücken, beten, meditieren, Yoga machen oder ELI-Heilweise praktizieren etc.

Wie entstand die EE-Klopfweise bzw. ELI-Heilweise?

Ich ging meinen eigenen Weg und experimentierte im Heilungsbereich mit meiner selbst fabrizierten Klopfweise. Mein Wissen im alternativen und energetischen Selbstbehandlungsbereich gab ich im internationalen Raum an Hilfesuchende und Interessierte über viele Jahre hinweg kostenlos weiter.

Die Menschen, denen ich helfen durfte, wünschten sich von mir Begriffe für meine vermittelten Behandlungsweisen. Sie erklärten mir, warum es für sie so wichtig sei von mir Begriffe für diese Heilweisen zu bekommen. Zum Beispiel sagten sie mir, dass mein Klopfverfahren keine TECHNIK sei, so wie andere Klopf-Techniken, sondern etwas BESONDERES. Mein Klopfen würden sie im Vergleich zu den anderen Klopfverfahren im Alltag sehr gerne anwenden, weil sie so leicht und höchst wirksam sei. Sie möchten einen Namen dafür.

Patentierungen im energetischen Selbstheiler- und „Heiler"-Bereich entspricht nicht meiner Einstellung. Also „taufte" ich - auf Wunsch der Hilfesuchenden- meine Klopfweise dann einfach als EE-Klopfen (EE = Kürzel für Elisabeth Eberhard). Ich ermutigte sie ihre Klopfweise mit ihren Namenskürzel zu bezeichnen, da jeder von uns entsprechend seiner eigenen Einstellung, spirituellen Haltung und dementsprechender Energie auch anders wirkt.

Viele Menschen baten mich über einen längeren Zeitraum hinweg auch um einen Namen für meine liebevoll durchgeführte, spirituell orientierte Streichel-Selbstbehandlungsweise. Sie erklärten mir, dass sie durch den Namen sich sofort mit dieser Heilenergie verbinden können. Ich bat um einen Hinweis von „Oben", den ich am 30. März 2007 um 4 Uhr morgens erhielt, in Form eines Namens. Der Name lautete „ELI". Von meinem Partner erfuhr ich, dass dieses Wort „Gott", „Licht" oder „Liebe" bedeute.

Einige Jahre später durfte ich die tiefere Bedeutung des Namens „ELI" erkennen. Am 14. März 2010 erfuhr ich auf Koh Samui von einem in der Schweiz lebenden jüdischen Arztes (Psychiater und Eigentümer eines Seminarhauses). Er sagte, dass das Wort „ELI" *mein Gott* bedeuten würde und diese Worte am Kreuz dreimal von Jesus ausgesprochen wurden. Auch informierte er mich darüber, dass er in hoch spirituellen Kreisen verkehre und dass dort der Name „ELI" als Mantra benutzt würde um mit dem Hilfesuchenden einen tief gehenden Heilungsprozess initiieren zu können. Bereits nur die Wiederholung des Namens „ELI" könne schon eine Heilung bewirken.

Die Aussagen dieses Arztes entsprachen genau den Rückmeldungen von anderen spirituell weit entwickelten Mitmenschen, die ich mit der Heilweise ELI begleiten und unterstützen durfte. Die Entstehung des Namens „ELI" und die verschiedenen Kontakte mit Personen, die mir über diesen Namen hochinteressante Informationen geben konnten, motivierten mich mit dem Thema „Heilung durch Schwingung" zu beschäftigen.

Ein herzliches Dankeschön an alle, die mich inspirierten und dadurch motivierten, Erkenntnisse zu sammeln. Ich wünsche Ihnen allen Liebe, Gesundheit und ein erfülltes Leben im Einklang mit Allem.

> Wörter wie „ELI" haben eine heilsame Wirkung.

Weiterlernen im Klopf- und Kommunikationsbereich

Elisabeth Eberhard: Klopfkurs (Liveaufzeichnung 4 CDs)

Elisabeth Eberhard: Frei von Kopfschmerzen und Migräne durch EE-Klopfen und ELI-Streicheln

Elisabeth Eberhard: Das Geheimnis von EFT und MET wird enthüllt!

Ann Adams und Hans-Ulrich Schachtner: DVD-EFT-Klopfgrund-und Aufbaukurs (stehende Slides mit Anleitungen 300 Seiten). Bestellbar: info@MagSt.info

Wenn Sie nicht nur das Wissen im Klopfbereich vertiefen wollen, sondern bewusster werden und zur zwischenmenschlichen Klimaverbesserung beitragen möchten, dann empfehle ich Ihnen folgende Lernmaterialien:

Schachtner Hans-Ulrich: Frech, aber unwiderstehlich! Der Magische KommunikationsStil: Mehr Charme, Witz und Weisheit im Alltag, Beruf und in der Liebe!

Aus dem Inhalt:

o Drei philosophische Haltungen, mit denen Sie jederzeit Ihre Gelassenheit bewahren

o Wie Sie die anerzogenen BRAV-Reflexe meistern und mutiger („frecher") werden

o Stets „Herrin der Lage" bleiben durch die Beweger-, Bewerter- und Bewilliger-Rolle

o Wie Sie mit mehr Charme, Witz und Weisheit die Herzen anderer erreichen

o Humorvolles Entwaffnen von falschen „Autoritäten", Bossen und Manipulatoren

o Durch die 7 Gesetze magischer Kommunikation mehr Einfluss geltend machen

o Mit Zivilcourage und Weisheit einen nachhaltigen Eindruck hinterlassen

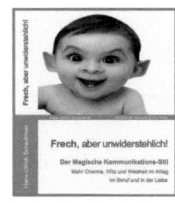

Dr. Milton Erickson: Dr. Milton-Erickson live (DVD-Paket)

Wenn Sie selbst HypnosetherapeutIn, PsychotherapeutIn, HeilpraktikerIn, TherapeutIn bzw Coach oder NLP-Trainerin sind und Ihre Hypnosekenntnisse im therapeutischen Bereich vertiefen möchten, dann haben Sie nun die besondere Möglichkeit dies zuhause zu tun. Es gibt jetzt - nach 34 Jahren!!! - erstmalig die vom Dipl.Psych. Hans-Ulrich Schachtner in 1977 aufgezeichneten 16 Stunden von Dr. Milton Erickson.

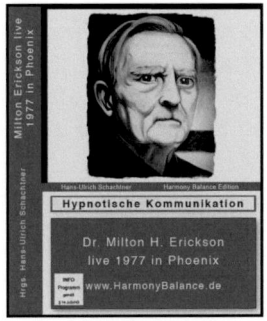

Schachtner H.-Ulrich: Was gilt das Wort des Therapeuten? Glaubwürdigkeit. Am Steuer bleiben. Unvoraussagbarkeit.

Ein kleiner Ratgeber für Berater, Coaches und Therapeuten und allen, für deren Arbeit es wichtig ist, gehört, geachtet und ernst genommen zu werden.

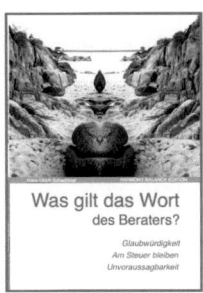

Schachtner Hans-Ulrich: DIE ROTE KARTE. Du bist durchschaut. Das Geheimnis der sechs Klingelknöpfe. Erkennen der Manipulationstechniken. Hörbuch (CD) und Taschenbuch (sh. auch www.MagSt.info).

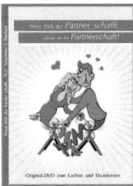

Elisabeth Eberhard und Hans-Ulrich Schachtner: Wenn Dich der Partner schafft, dann ist das Partnerschaft! Die KabarettDVD zu Ihrer Partnerschaftsoptimierung. Weitere Informationen finden Sie in www.Partneroptimieren.de.

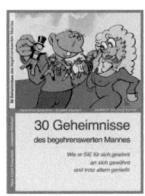

Schachtner Hans-Ulrich: 30 Geheimnisse des begehrenswerten Mannes! Wie er SIE für sich gewinnt, an sich gewöhnt und trotz allem geniesst!

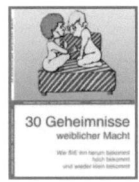

Schachtner Hans-Ulrich und Elisabeth Eberhard: 30 Geheimnisse weiblicher Macht! Wie SIE ihn rumbekommt, hochbekommt und wieder kleinbekommt! Weitere Informationen finden Sie in www.HarmonyBalance.de.

Zum Abschluss besondere Geschenke für Sie

Von Elisabeth Eberhard können Sie die „GRÜNE KARTE: Du bist Dein Selbstheiler und Wunscherfüller!" für Sie und Ihre Familie, für Ihr Freunde und Bekannte erhalten. Sie brauchen nur eine Briefmarke im Wert von 1,50 Euro zuzusenden. Dann erhalten Sie 100 GRÜNE KARTEN.

Und von ihrem Partner, Hans-Ulrich Schachtner, erhalten Sie auf Wunsch dann zugleich 100x die „ROTE KARTE: Das Geheimnis der 6 Klingelknöpfe. Du bist durchschaut!". Wenn Sie beide Karten zusammen bestellen, dann ist dies für insgesamt 1,50 € Briefmarkenwert möglich (Versand innerhalb Deutschland) und für 2,50 € nach Österreich und 3,50 € Briefmarkenwert für die Versandabwicklung in die Schweiz. Die ROTEN und GRÜNEN KARTEN sind kostenlos.

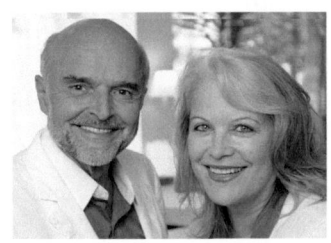

Elisabeth Eberhard
Hans-Ulrich Schachtner
Gutshof „FEHN"
Fehnbachstr. 38
83734 Agatharied

www.Elisabeth-Eberhard.de
info@Elisabeth-Eberhard.de

www.MagSt.info
info@MagSt.info

Angaben zur Autorin: Elisabeth Eberhard (56 Jahre)

beschäftigt sich seit ihrem 15. Lebensjahr mit alternativen Behandlungsmethoden und energetischen Selbsthilfeverfahren. Sie hat ihr Studium in Psychologie und Wirtschaftswissenschaften an der Universität München erfolgreich abgeschlossen; Aufbaustudium in Beratungspsychologie. Über Jahrzehnte hinweg absolvierte sie zusätzlich mannigfaltige Aus- und Fortbildungen im energetischen Heilungs- und im Coachingbereich.

Seit 40 Jahren experimentiert sie im alternativen und energetischen Behandlungsbereich. Sie entwickelte und erprobte erfolgreich im internationalen Raum tausendfach ihre EE-Klopfweise und ihre spirituell orientierte Selbstbehandlungsheilweise ELI.

Elisabeth Eberhard und ihr Partner, H.-Ulrich Schachtner, sind Pioniere im Bekanntmachen neuer Therapie- und Heilungsverfahren im psychologischen und energetischen Bereich. Elisabeth versandte zum Jahrtausendbeginn - innerhalb eines Jahres - Mails (täglich ca. 8-12 Stunden) an Menschen, die sich für Menschen einsetzen. Sie kontaktierte z.B. Coaches, NLP-Institute und sehr viele NLP-Anwender/Trainer, REIKI-Anwender, Energetiker, Psychotherapeuten, Ärzte, Hypnosegesellschaften, Ausbildungsinstitute im energetischen Bereich/Heilerbereich und viele andere Menschen, die in helfenden Berufen tätig sind. Auch verfasste Sie mehrere Artikel, die in verschiedenden Massenmedien veröffentlicht wurden.

Sie erreichte Tausende von Menschen im deutschsprachigem Raum und informierte sie alle kostenlos über die Klopftechnik EFT in der Hoffnung, dass wir frei werden von unserem ungesunden Ego, das nach Geld, Gier und Macht ausgerichtet ist. Elisabeth hatte die Hoffnung, dass wir nun leichter zur Selbstliebe und damit zur Nächstenliebe gelangen. Dank ihres Einsatzes und ihres Partners fanden im deutschsprachigem Raum in den ersten Jahren dieses Jahrhunderts die ersten Klopfseminare für

Teilnehmer aus ganz Europa in München statt. Sie waren auch die Initiatoren dafür, dass das die erste EFT-Fachtagung in 2004 im deutschsprachigem Raum in ihrem Heimatort, Schliersee, stattfand. Daraus entstand unter anderem auch im Folgejahr der EFT-Dachverband und in den Folgejahren weitere EFT-Fachtagungen.

Erst Ende 2008 erfuhr Elisabeth Eberhard, dass der kanadische Universitätsprofessor, Dr. Leslie Greenberg, bereits seit den 80er Jahren den Begriff EFT für seine „Emotionsfokussierte Therapie" eingeführt hat, die weltweit wissenschaftlich anerkannt ist und überhaupt nichts mit Klopfen zu tun hat. Elisabeth erkannte, dass der Ausdruck „Emotional Freedom Techniques", so wie der amerikanische Geschäftsmann, G. Craig, sein Klopfen bezeichnet, letztlich eine unseriöse Benutzung eines seriös eingeführten Begriffes darstellt.

Zeitgleich - wie halt der sogenannte „ZU-FALL" arbeitet - bekam ihr Partner, Hans-Ulrich Schachtner, Ende 2008 von Gary und seinem deutschen Gehilfen R.R. (ehemals Pilot), eine durch deren Rechtsanwalt zugesandte Abmahnung mit einem Streitwert von 50.000 Euro. Nebenbei sei hier erwähnt, dass Hans-Ulrich Schachtner derjenige war, der den EFT-Klopf-Grund- und Aufbaukurs (Studienmaterial ca. 300 Seiten lang) in 2004 ins Deutsche übersetzte, damit auch Menschen ohne Englischkenntnisse diese beiden Kursinhalte im Selbststudium erlernen können. Diese Materialien sind nach wie vor erhältlich von H.U. Schachtner, auch wenn er seit Jahren sich selbst nicht mehr für EFT-Klopfkurse einsetzt.

Elisabeth war sehr überrascht, dass nun auch G. Craig und R.R. (ehemaliger Geschäftspartner der EFT-Klopfkopierers R.F.) Angst und Schrecken in der Klopfszene verbreiten obwohl sie mit dem Firmenlogo „Friedenstaube" ihre Geschäfte bewerben. Elisabeth Eberhard setzt sich seit Bekanntwerden dieser Angstverbreitung nicht mehr für das Bekanntwerden des EFT-Klopfens ein.

FREI VON RÜCKENSCHMERZEN

MIX
Papier aus verantwortungsvollen Quellen
Paper from responsible sources
FSC® C105338